TRAITEMENT

DES

ULCÈRES VARIQUEUX

Par l'Incision circonférentielle de Jambe

(MÉTHODE DE MORESCHI ET SES MODIFICATIONS)

PAR

Le Dr Charles DURAND

DE L'UNIVERSITÉ DE PARIS

ANCIEN EXTERNE DES HÔPITAUX DE PARIS

MÉDAILLE DE BRONZE DE L'ASSISTANCE PUBLIQUE

PARIS

VIGOT FRÈRES, ÉDITEURS

23, PLACE DE L'ÉCOLE-DE-MÉDECINE, 23

1902

TRAITEMENT

DES

ULCÈRES VARIQUEUX

Par l'Incision circonférentielle de Jambe

(MÉTHODE DE MORESCHI ET SES MODIFICATIONS)

PAR

Le Dr Charles DURAND

DE L'UNIVERSITÉ DE PARIS

ANCIEN EXTERNE DES HÔPITAUX DE PARIS

MÉDAILLE DE BRONZE DE L'ASSISTANCE PUBLIQUE

PARIS

VIGOT FRÈRES, ÉDITEURS

23, PLACE DE L'ÉCOLE-DE-MÉDECINE, 23

1902

A LA MÉMOIRE DE MON PÈRE

M. LE DOCTEUR HIPPOLYTE DURAND

A LA MÉMOIRE DE MON FRÈRE

HIPPOLYTE DURAND

A MA MÈRE

A MA FIANCÉE

MEIS ET AMICIS

A MES MAITRES DANS LES HOPITAUX DE PARIS

MM. QUÉNU, OULMONT, CUFFER, MAYGRIER

A M. LE DOCTEUR ALBARRAN

Qui a toujours bien voulu me traiter autant en ami qu'en élève.

A M. LE DOCTEUR RECLUS

A qui je dois le sujet de cette thèse.

A MON PRÉSIDENT DE THÈSE

MONSIEUR LE PROFESSEUR BRISSAUD

INTRODUCTION

Si « la cure radicale des varices est une utopie, car on ne peut refaire les veines d'un membre », celle de l'ulcère variqueux demeure à juste titre un idéal thérapeutique.

Les efforts de la chirurgie dans cette voie ont été réellement bienfaisants.

En effet, le repos horizontal avec légère élévation du pied ne parvient pas à guérir tout ulcère variqueux et, si le cœur mis en contre-bas influe sur l'amélioration de l'ulcère en modifiant la stase sanguine, l'opération que nous allons examiner agit par l'un au moins de ses facteurs exactement de la même manière et remplace la position horizontale chez les malades, si nombreux, qui ne peuvent disposer d'un temps suffisant.

La pathogénie de l'ulcère variqueux montre qu'il est théoriquement possible de modifier les troubles nerveux et circulatoires qui en sont l'origine dans des limites que les faits prouvent souvent suffisantes à en amener la guérison.

Aussi croyons-nous utile, avant d'exposer un traitement qui prétend agir dans ces deux sens, de résumer les principales opinions émises sur l'origine des ulcères variqueux.

CONSIDÉRATIONS DE PATHOGÉNIE ET D'ANATOMIE

L'ulcère variqueux est une plaie superficielle, entretenue par la septicité et les troubles de nutrition, différant profondément des plaies ordinaires en ce qu'il n'a aucune tendance à la guérison et une bien minime à l'aggravation.

Ces deux caractères s'expliquent par les troubles de la nutrition, qui, s'ils empêchent la cicatrisation, fournissent un mauvais milieu de culture aux microbes.

La cause première des ulcères variqueux, comme celle des varices, semble bien résider dans un *trouble de la nutrition générale*, produit par une dyscrasie, une diathèse héréditaire, telle que l'herpétisme ou l'arthritisme.

Mais un rôle important doit être attribué à l'état de la circulation centrale et périphérique, ainsi qu'aux lésions des nerfs.

Pour Marcano, les ulcères de jambe seraient très fréquents chez les cardiaques et dus, pour lui, à l'œdème cardiaque.

Dans les troubles de la circulation périphérique, il faut faire intervenir, d'une part, les lésions des artères et, de l'autre, les lésions des veines.

Les recherches de Michel Schreider, de Rienzi, de M. Quénu et de Gilson, prouvent la fréquence, dans les ulcères variqueux, de la dégénérescence athéromateuse des artères.

Ainsi, celles-ci auraient comme les veines leur part de responsabilité.

Les troubles de la circulation veineuse, dont l'influence est la moins discutable, sont surtout dus aux varices.

La théorie de l'insuffisance valvulaire rend compte d'un très grand nombre de faits.

L'excès de pression qui se produit dans la saphène interne, insuffisante, dès que le malade est debout ou qu'il fait des efforts, se transmet dans les veinules de la jambe jusqu'aux capillaires. A chaque instant, cette pression devient dans la veine égale ou supérieure à ce qu'elle est dans les ramuscules artériels; en conséquence la circulation capillaire, dans la peau et le tissu cellulaire sous-cutané de la face interne de la jambe, ne peut plus se faire et la nutrition de ces tissus en est profondément troublée.

D'autre part, dans la veine saphène interne, le sang qui reflue à chaque effort, au lieu de suivre, comme il devrait le faire et comme Trendelenburg l'a bien montré, une direction centripète, suit une direction centrifuge. A la jambe, il rencontre des anastomoses unissant le système veineux superficiel au système veineux profond. Le sang contenu, sous une grande tension, dans la saphène ou ses branches va donc se précipiter dans les veines tibiales ou péronières et, de là, il sera ramené par la veine poplitée à la veine fémorale. Mais, au niveau de la saphène, une partie du sang va refluer dans cette dernière et accomplir le même circuit. Il s'établit ainsi une sorte de circulus veineux dans lequel le sang perd de plus en plus ses propriétés vivifiantes : d'où une nouvelle cause de troubles nutritifs. M. Delore a bien montré d'autre part l'action des muscles sur des veines à valvules insuffisantes. Cette action lance le sang de la profondeur à la surface dans le territoire des saphènes par une sorte de coup de bélier, aidant aux troubles nutritifs et augmentant l'état variqueux. La pesanteur peut agir par elle-même pour produire la dilatation et l'insuffisance valvulaire dans les saphènes et les voies anastomotiques ; mais pour qu'elle devienne réellement un facteur important, il faut, dit M. Schwartz, qu'il y ait insuffisance valvulaire par altération du système veineux dans sa structure.

Théorie nerveuse. — Certains auteurs pensent que ces lésions trophiques sont sous la dépendance du système nerveux. Les nerfs en effet sont souvent atteints. MM. Reclus et Gombaut ont signalé ce fait pour la première fois. Mais c'est M. Quénu qui a démontré l'existence d'une névrite interstitielle péri et intra-fasciculaire, provoquée elle-même par la dilatation variqueuse des vasa nervorum. Les os eux-mêmes présentent parfois des lésions. M. Reclus a signalé des cas où des hyperostoses considérables du tibia et du péroné venaient par distension et compression des tissus, diminuer encore leur résistance.

En outre il existe sur la peau, au pourtour des ulcères variqueux, des lésions de dermite, d'eczéma chronique, qui rappellent celles que l'on voit accompagner la névrite. M. Broca a vu des ulcères survenir sur des membres atteints de sciatique; MM. Broca, puis Reynier ont noté des altérations du système pileux ; M. le professeur Terrier et son élève Séjournet, des troubles de la sensibilité ; M. Clado, des modifications de la sécrétion ; et, parfois, on a constaté la coexistence du mal perforant, d'origine nerveuse indiscutable, et de l'ulcère. Sans être exclusif, on peut admettre que le plus souvent troubles circulatoires et troubles nerveux se combinent et que le traitement chirurgical devra s'adresser aux uns et aux autres.

Mais sachons que tous ces troubles ont été rapportés à une cause supérieure, à un état général, contre lequel nous ne pouvons rien. Pour récapituler en quelques mots cette pathogénie, nous ne pouvons mieux faire que de reproduire ces lignes tirées de l'article Ulcère, de M. Reclus dans le *Traité de Chirurgie*. Gilson et Broca envisagent ainsi l'enchainement des causes qui amèneront l'apparition de l'ulcère. Un même état constitutionnel, l'arthritisme, préside à la fois aux lésions artérielles et aux lésions veineuses, voire même aux lésions nerveuses, qui pourraient être primitives et ne seraient pas toujours déterminées par les dilatations variqueuses ; mais bientôt ces lésions, retentissant les unes sur les autres, aggraveraient encore le mal. « D'artère à veine, de veine à nerf, dit Broca, et nous ajouterons de nerf à os et d'os à peau, il y a échange réciproque de mauvais procédés et le tout concourt à faire des jambes ainsi atteintes un tissu de moindre résistance, à y rendre les tissus infirmes, pour employer une expression de Besnier. » Sur de pareils tissus, que le moindre accident s'abatte et l'ulcère s'établira.

***

Avant d'entrer dans l'étude de la méthode de Moreschi, nous croyons devoir indiquer une classification récente des ulcères variqueux selon M. Rémy.

Pour cet auteur, *tout ulcère variqueux repose sur une veine variqueuse qui adhère à la peau*, cette adhérence étant habituellement ancienne et antérieure à l'ulcération.

En raison de ces rapports, les ulcères variqueux devraient porter le nom de la veine sur laquelle ils se sont produits.

Ainsi on aurait les ulcères de la saphène interne, les ulcères de la saphène externe et les ulcères des communicantes.

Le succès d'une opération dépendra de la connais-

sance de la veine malade qui entretient la stase des bourgeons ulcéreux.

1° *L'ulcère de la saphène interne* est le plus fréquent. Il siège sur la région antéro-interne de la jambe. Il n'adhère pas au tronc de la saphène interne, mais habituellement à une veine secondaire, à une seule branche qu'il faudra rechercher ;

2° *L'ulcère de la saphène externe* est plus rare et siège à la partie postéro-externe de la jambe ; il adhère ordinairement à une veine horizontale ou oblique ;

3° *L'ulcère des communicantes* peut siéger dans tous les points où les communicantes directes ou intra-musculaires se détachent du réseau superficiel, mais ce sont surtout les directes qui en sont le siège.

On le confond d'ordinaire avec les ulcères de la saphène interne. L'ignorance de ce fait est une cause d'insuccès si l'opérateur lie seulement la saphène. Le plus important de ces ulcères serait celui qui est situé près de la malléole interne Là, en effet, se trouvent deux ou trois communicantes qui relient les branches terminales de la saphène superficielle aux troncs veineux des tibiales postérieures. Quoique petit, quoique d'apparence insignifiante, cet ulcère a une très grande gravité. Il n'est pas possible, dit M. Rémy, de l'améliorer par une opération ; car ces communicantes sont souvent multiples, courtes et impossibles à disséquer. Cet ulcère est le signe de l'envahissement très avancé de tous les vaisseaux veineux du membre par la phlébectasie.

L'ulcère annulaire, seul, ne peut être qualifié par un nom de veine, car il adhère à toutes à la fois. Il indique qu'il n'existe plus une seule veine saine dans l'épaisseur du membre; son siège est au tiers inférieur de la jambe.

Il résulte habituellement de la fusion de plusieurs ulcères.

HISTORIQUE DU TRAITEMENT
PAR LES INCISIONS CIRCONFÉRENTIELLES

Un chirurgien anglais, Gay, en 1853, fit, autour de la partie inférieure d'un ulcère de jambe, une incision en fer à cheval, chez un homme qui réclamait l'amputation à cause de souffrances intolérables. L'ulcère se cicatrisa et, plus rapidement, du côté de l'incision.

C'est Dolbeau, en 1862, qui fit la première incision circonférentielle profonde, ou circonvallation

Les incisions sont pratiquées à 2 ou 3 centimètres des bords de l'ulcère, elles doivent intéresser la peau et toute l'épaisseur des couches sous-cutanées. Immédiatement on interpose entre leurs bords un tamponnement de gaze aseptique, qui fait l'hémostase et empêche la réunion immédiate des incisions. Ces incision *libératrices*, comme disait Dolbeau, agissent en permettant au mur induré qui borde l'ulcère calleux de se rapprocher du centre, comme si l'on pratiquait un autoplastie par glissement. Elles modifient en même temps les callosités par l'irritation mécanique qu'elles produisent. Elles suppriment la pression veineuse en interceptant les veines cutanées et ne laissant arriver à l'ulcère que l'irrigation profonde. Pour les partisans de la théorie nerveuse, elles réalisent une névrotomie des filets nerveux se rendant à l'ulcère.

Nussbaum, dont les observations ne furent publiées qu'en 1873, réclame la paternité de ce procédé qu'il aurait pratiqué depuis 1859.

Faure, en 1866, a conseillé de pratiquer deux incisions courbes qui circonscrivent l'ulcère avec une partie des tissus environnants, intéressant les téguments dans toute leur épaisseur, se rejoignant par leurs extrémités et dont on dissèque les bords.

Hogden, au lieu d'une incision unique, fit des incisions séparées dont le schéma peut être comparé au diagramme d'une fleur.

La méthode des circonvallations fut préconisée , M. Félizet, le professeur Berger et M. Gérard-V chant ; en Belgique, par Willems et Harberdk.

La méthode de Vallis, recommandée en janvier 1898 par ce chirurgien à la Société Clinique de Londres, consiste à faire en dedans et en dehors de la plaie deux incisions longitudinales pénétrant jusqu'au périoste, puis à détacher le fond de l'ulcère de la face profonde et à suturer les incisions.

Depuis que Trendelenburg a fait de l'insuffisance valvulaire de la saphène interne une indication opératoire, tous les procédés de la cure chirurgicale des varices, depuis celui de Trendelenburg, jusqu'à celui de Moreschi s'appuient plus ou moins sur ce principe. La ligature simple n'ayant pas donné les résultats espérés, on compléta ce procédé par la section du vaisseau entre deux ligatures. Celle-ci fut passible des mêmes reproches, les expériences de Mickelich ayant établi que, même après section, la lumière du vaisseau pouvait se rétablir et le sang reprendre son cours primitif.

Alors on proposa la pratique des ligatures étagées avec résection d'un fragment de veine de 4 à 5 centimètres, les opérations complémentaires de M. Schwartz et de Ledderhoze. Ce dernier fait une résection de la saphène au-dessus de l'ulcère et des incisions longitudinales de la peau, au voisinage, pour scléroser le tissu cellulaire sous-cutané, agir sur les veines voisines et ménager les troncs lymphatiques.

En 1891, Moreschi a fait connaître le procédé que nous allons étudier.

MÉTHODE DE MORESCHI

Incisions circonférentielles juxta-aponévrotiques.

Faisant allusion à l'incision circulaire autour de l'ulcère, à la circonvallation préconisée par Nussbaum et par Dolbeau, Moreschi dit qu'elle s'adresse à l'ulcère, mais non pas à la cause de cet ulcère, aux varices, et que, s'il lui arrive parfois de guérir l'ulcère, elle ne met pas la jambe malade à l'abri de nouvelles ulcérations, parce qu'elle n'a plus aucune action sur les veines au delà de ses limites.

Il n'y a donc aucun rapprochement à faire entre cette méthode et celle que l'auteur préconise.

Moreschi a essayé sur ses nombreux malades tous les traitements connus. Le résultat immédiat était souvent bon, mais la récidive a été très fréquente,

Les anastomoses entre les veines superficielles et les veines profondes de la jambe possèdent des valvules qui laissent passer le sang des premières dans les secondes, mais, pas en sens inverse. Au pied, au contraire, le cours du sang peut se faire indifféremment dans les deux sens. Les veines superficielles ne sont donc supplémentaires de la circulation profonde que dans des conditions pathologiques.

Il existe en outre des anastomoses veineuses qui mettent en communication le système veineux des membres inférieurs avec celui du tronc.

Lorsque l'une des saphènes ou toutes les deux sont oblitérées, cette circulation collatérale intervient pour mettre en communication le segment sous-jacent des saphènes avec le segment supérieur. La colonne sanguine continue donc à peser sur les parois des veines, et ainsi, la cause première des varices et des ulcères persiste.

Dans les cas simples, la ligature simple et la résection de la saphène ont pu donner des résultats, grâce surtout à l'adjonction d'autres moyens, tels que repos, hygiène, etc. Mais on se demande ce que donneraient ces méthodes dans des cas où la dilatation serpentine des veines a transformé le mollet en un véritable tissu cirsoïde.

Selon l'auteur, la véritable cure radicale des varices doit répondre à trois desiderata :

1° Interrompre et diviser la colonne sanguine, qui, par son poids, distend les parois veineuses et les altère.

2° Empêcher le sang de revenir par les collatérales dans le réseau d'où il a été momentanément chassé.

3° Obtenir le rétrécissement de la lumière des veines et même parfois leur oblitération.

Voici la description de l'acte opératoire :

I. Après chloroformisation du malade et pose de la bande élastique, *on fait, à au moins 4 centimètres au dessus des limites supérieures de l'ulcère une incision circulaire*. La peau étant écartée, on cherche les veines, qu'on excise entre deux ligatures ou deux pinces.

Puis, on incise les tissus jusqu'à l'aponévrose, qui doit être mise à nu sur une grande étendue par râclage des tissus.

Cette dénudation de l'aponévrose est un temps très important, parce qu'elle déchire les veines communicantes et interrompt ainsi, à ce niveau, le passage entre les deux systèmes des saphènes et des veines profondes.

L'incision de tous les tissus jusqu'à l'aponévrose intéresse forcément toutes les veines superficielles, depuis les plus grosses jusqu'aux capillaires, et coupe la colonne sanguine en deux segments séparés complètement l'un de l'autre.

On réunit les lèvres de la plaie par quelques points de suture.

L'auteur préfère la réunion par seconde intention, qui donne une cicatrice plus large et rend encore plus difficile le rétablissement de la circulation.

II. Ensuite *on pratique, à environ un centimètre au dessus des malléoles, une seconde incision qui arrive jusqu'à l'aponévrose*, laquelle devra être aussi dénudée dans une certaine étendue. La colonne sanguine superficielle se trouve donc, de nouveau, divisée en deux moitiés indépendantes.

La dénudation de l'aponévrose permet ici, chez les sujets peu gras, de voir par transparence les veines profondes, qui, çà et là, au moyen de petites boutonnières, pourront êtres pincées et réséquées.

III. *Dans un troisième temps, on peut curetter la surface de l'ulcère et même pratiquer des greffes dermo-épidermiques* si l'ulcère est trop étendu. En dehors des effets produits par ces deux incisions sur la circulation superficielle du membre, il faut tenir compte de la diminution du calibre et de l'oblitération des troncs veineux compris entre les deux incisions par la phlébite, qui ne manque pas d'y amener la thrombose.

L'objection la plus importante qu'on ait faite à cette méthode est la suivante : on lui reproche de ne s'attaquer qu'aux veines superficielles et de laisser intactes les veines profondes. Or, cette objection peut être faite à toutes les méthodes, mais non à celle de Moreschi.

En effet, l'incision inférieure, à un centimètre de la base des malléoles, en mettant à nu l'aponévrose jambière, permet d'atteindre facilement, à travers cette aponévrose, les veines tibiales antérieures, postérieures et péronières, et de les lier ou de les réséquer. On s'attaquera à telle ou telle veine selon les cas. L'ulcère peut être tellement bas situé que l'incision inférieure, passant un peu au-dessus des malléoles, tombe en plein ulcère. Il faudra la pratiquer tout de même, car nous savons que la thrombose s'étend au delà du point où la veine a été réséquée.

Quant à la sensibilité, elle n'est pas abolie, ni même diminuée.

Le pied est innervé par des ramifications des deux tibiaux, qui ne sont pas compris dans les incisions. Quant à la peau de la jambe, elle reçoit un grand nombre de ramuscules nerveux perforants venus de la profondeur.

L'auteur ne peut pas apporter une statistique complète, mais à sa connaissance, il existe 52 cas se répartissant ainsi qu'il suit.

Personnellement, il a opéré 10 malades dont quelques-uns dès 1894; leur état est parfait. Il rappelle notamment l'observation remarquable de la nommée

Marie C... qui était entrée dans son service avec des ulcères au niveau des deux jambes.

Moreschi l'opéra à gauche et, grâce au repos auquel elle était condamnée, la jambe droite se trouva du même coup guérie sans intervention. La malade quitta l'hôpital, mais, dix-huit mois après, elle fut forcée d'y rentrer à nouveau.

La jambe gauche était dans un état parfait ; quant à la jambe droite, elle était dans le même état déplorable que lors du premier séjour à l'hôpital. Elle guérit fort bien après une opération identique.

Deux malades ont été opérés et guéris à Buenos-Ayres. Un cas appartient au docteur Dagliani de Monte-Fano. Turazza de Vérone a publié 3 cas et pratiqué 17 autres interventions, qui seront bientôt publiées, avec le même excellent résultat. D'autres cas appartiennent à Cantalamessa, Iezzi, Benignetti. Le docteur Ruini, assistant de Giordano, a publié une statistique de 7 cas avec résultats parfaits.

Il existe donc à la connaissance de l'auteur, 52 cas opérés et dont plusieurs ont trait à des malades qui avaient subi probablement d'autres interventions, telles que résections des saphènes, circonvallation, greffes, etc...

Le résultat, toujours parfait et durable, montre bien la supériorité de cette méthode opératoire.

Modification de Mariani.

L'opération de Moreschi constitue la méthode de choix dans le traitement des varices et des ulcères variqueux ; elle est surtout remarquable par l'absence de récidive.

Mariani, après l'avoir essayée dans trois cas et avoir constaté la guérision parfaite, a pu noter quelques inconvénients post-opératoires, qui l'ont amené à la modifier.

Ces inconvénients sont les suivants :

Œdème du pied, existant encore plusieurs mois après l'opération, retard notable de la cicatrisation de l'incision inférieure, douleurs au niveau de la cicatrice sus-malléolaire, difficulté d'application de la méthode quand l'ulcère dépasse les malléoles, ce qui fait que, dans un cas, il a observé un sphacèle de la peau du cou-de-pied, suivi de la formation d'un tissu inodulaire, qui bridait les tendons extenseurs et en empêchait le fonctionnement.

Dans trois autres cas d'ulcères variqueux avec varices très développées, il a supprimé l'incision sus-malléolaire et n'a pratiqué qu'une incision unique, très peu au-dessus de la limite supérieure de l'ulcère, en plein mollet avec la même technique que Moreschi.

La première opération date de huit mois, la deuxième de cinq mois et la troisième de deux mois.

Il a eu recours dans plus d'un cas à l'anesthésie par les injections locales de cocaïne et il s'en déclare pleinement satisfait.

*
* *

M. le docteur Vince (Bruxelles) indique un reproche fait à la méthode de Moreschi, celui de laisser persister dans la partie supérieure de la cuisse un *circulus viciosus.* L'absence ou l'insuffisance des valvules à la partie supérieure de la saphène fait qu'une partie du sang conduit par la fémorale reflue dans la saphène, d'où la possibilité de troubles nutritifs nouveaux.

On obvierait facilement, dit-il, à cet état de choses en complétant le procédé de Moreschi pour la ligature de la saphène au niveau de son abouchement. Cette ligature pourrait constituer le premier temps de l'opération ; on parerait du même coup au danger signalé par Pitzorno, qui, dans un cas de varices opérées de cette façon, observa un décès par thrombose.

M. Vince se propose d'appliquer cette modification lors d'une prochaine intervention.

Dans les sept cas opérés dans le service de M. Depage, des résultats immédiats excellents ont été obtenus par le procédé de M. Moreschi : suppression de toute douleur, disparition complète des varices au bout d'une quinzaine de jours ; la station debout prolongée ne les faisait pas reparaître.

La cicatrisation des ulcères est très favorablement influencée par cette opération. Des ulcères complètement atoniques, dit-il, se couvrent de bourgeons charnus au bout de quatre à cinq jours, sans le secours d'aucun traitement. Pendant les dix ou douze premiers jours où le malade se lève, on note, vers le soir, un œdème assez considérable du pied. Mais cet œdème va en diminuant et finit par disparaitre.

∴

M. Paul Delbet apporte à la méthode la modification suivante. Il trace une incision presque demi-circulaire en avant et une deuxième, semblable, en arrière du membre. Puis il réunit les extrémités de ces deux demi-circonférences par une ligne brisée en V.

On évite ainsi une cicatrice en jarretière et l'on n'a pas à craindre les effets d'une trop grande rétraction cicatricielle.

Sur un malade opéré par lui de cette façon, le résultat immédiat fut excellent.

M. Paul Delbet relate un autre cas dont l'observation se trouve plus loin, mais dont nous tenons à dire un mot dès maintenant à cause de l'intérêt spécial qu'il présente.

L'ulcère en question était en effet recouvert d'un tissu cicatriciel extrêmement mince, mais il causait au malade d'intolérables souffrances, qui, nous le verrons plus loin, ne pouvaient être attribuées aux varices, mais à un processus névritique. L'opération a été suivie immédiatement de la *suppression complète des douleurs*. C'est dire que voilà un avantage et par conséquent une indication de plus à la méthode en question.

∴

M. Mauclaire, dans une leçon faite à l'hôpital Necker, le 20 août 1901, expose les différentes interventions chirurgicales pour le traitement des ulcères variqueux. Arrivant à la méthode de Moreschi, il la qualifie de « méthode combinante », car elle emprunte à plusieurs des précédentes une partie de leurs moyens d'action.

En modifiant un peu cette dernière, M. Mauclaire emploie une *méthode « ultra-combinante. »* Il donne aux incisions circonférentielles une direction sinueuse ou en guirlande, afin d'éviter les phénomènes de compression que causerait, peut-être, une incision franchement circulaire après la cicatrisation. Il fait en outre trois ligatures superposées de la saphène, puis la circonvallation de l'ulcère.

∴

Citernesi rapporte deux cas opérés par le docteur Mugnai et tous les deux suivis de récidives. Selon lui, pour juger de la valeur de la méthode, il faut envisager exclusivement les cas dans lesquels la méthode de Moreschi a seule été employée; éliminant ceux où elle a été associée à d'autres interventions, telles que: ligature et résection des saphènes, greffes, etc.

Or, de ces cas, il n'existe à sa connaissance, en dehors des observations personnelles de Moreschi, que 22, se répartissant ainsi qu'il suit :

Tavecchi,	8 cas,	2 guérisons,	6 récidives,	0 mort.
Pitzorno,	5 cas,	4 guérisons,	0 récidive,	1 mort.
Ruini,	4 cas,	3 guérisons,	1 récidive,	0 mort.
Mariani,	3 cas,	3 guérisons,	0 récidive,	0 mort.
Mugnai,	2 cas,	0 guérison,	2 récidives,	0 mort.
Total :	22 cas,	12 guérisons,	9 récidives,	1 mort.

On voit ainsi que, presque une fois sur deux, le résultat n'a pas répondu à l'attente. De plus, chez les malades portés comme guéris, il n'est pas dit que la récidive ne surviendra pas un jour.

Pitzorno, rapportant le fait d'une mort dont nous venons de parler, due à une embolie pulmonaire, propose, afin d'éviter cet accident, de faire la ligature de la saphène interne au-dessous de la fossette ovale, pratique que nous avons vue aussi recommandée par M. Vince.

Par contre, il a opéré quatre autres malades avec la même méthode et en a obtenu un résultat parfait.

Discussion de la méthode de Moreschi.

Nous n'avons pas la prétention, dans ce court travail, de passer en revue toute la thérapeutique de l'ulcère variqueux et de comparer entre elles les innombrables méthodes qui ont été dirigées contre cette affection rebelle, qui fait le désespoir des chirurgiens.

Le nombre des malades atteints de cette infirmité est réellement considérable. Il n'y a pas une salle de nos services hospitaliers qui n'en renferme plusieurs à la fois. Beaucoup d'entre eux se servent de leur infirmité comme d'un gagne-pain et viennent périodiquement mettre l'hôpital à contribution. On comprend que la sagacité des chirurgiens se soit exercée sur cette maladie et qu'elle ait mis à l'œuvre toutes les ressources de l'art pour en amener la guérison.

Malheureusement il nous est permis d'écrire aujourd'hui, que le dernier mot n'est pas encore dit dans la thérapeutique des varices et des plaies variqueuses et qu'il est à craindre qu'il ne le soit jamais.

En effet, il ne s'agit pas là d'une affection locale : le fait est admis, incontestable.

Nous nous trouvons en présence de lésions qui, bien que localisées à la jambe, relèvent d'une dystrophie et ne sauraient donc, *a priori*, guérir qu'avec la disparition de cet état général. Or l'état général est, au degré actuel de la science, hors d'atteinte.

Il est donc facile de prévoir qu'un mode de thérapeutique pourra guérir des malades dans un certain nombre de cas, mais qu'il échouera dans d'autres. On peut même aller plus loin et prévoir ce que, malheureusement, la pratique nous montre, à savoir la récidive après une guérison plus ou moins durable. Il ne manque pas en effet de malades chez lesquels deux, au moins, des nombreuses méthodes opératoires ont été appliquées à intervalles plus ou moins longs. Quelquefois même, on en voit dont les antécédents personnels représentent assez fidèlement la succession historique des divers traitements.

Ainsi, chaque méthode a ses succès et ses échecs. Il est difficile de les comparer entre elles, à cause de la très grande diversité des cas, et de dire que l'une est supérieure à l'autre: telle méthode échouera là où d'autres seraient couronnées de succès.

Chez un certain nombre de malades, la désinfection des plaies et le repos absolu au lit, le talon plus élevé que le siège, suffisent à amener la guérison, qui d'ordinaire est assez longue à survenir.

On voit petit à petit la surface de l'ulcère se déterger ; les bords, qui étaient calleux et atones, devenir rosés et progresser vers le centre de la perte de substance, qui, finalement, se trouve remplacée par une cicatrice lisse, luisante et de colorotion plus ou moins foncée. Quelquefois, elle est, au contraire, blanche, opalescente et tranche sur les régions avoisinantes, qui sont, comme on le sait, presque toujours le siège d'eczéma et de lésions pigmentaires.

Comme topiques, nous conseillons l'emploi de l'eau oxygénée à 10 ou 12 volumes.

Laurens, dans sa thèse de 1890, a déjà insisté sur les effets remarquables de ce liquide dont on met à contribution les propriétés bactéricides, hémostatiques et désodorisantes.

L'eau oxygénée doit être employée en lavages et non pas sous forme de pansements humides, car presque aussitôt que les compresses imbibées d'eau oxygénée ont été appliquées sur l'ulcère, le dégagement de l'oxygène se fait et il ne reste plus que de l'eau simple.

Nous avons vu employer l'eau oxygénée d'une façon systématique dans le service de M. Reclus, que nous suivons depuis quelques mois, et nous avons pu nous assurer par nous-mêmes des réels avantages de cette substance.

Comme topiques mis à demeure, la pommade polyantiseptique de M. Reclus, qui renferme un grand nombre de substances microbicides et en même temps analgésiantes (sublimé, acide phénique, salol, analgésine, iodol ou iodoforme, etc.) donne d'excellents résultats.

Un de ses précieux avantages est de permettre des pansements moins fréquemment renouvelés.

Lorsque, comme il arrive chez certains malades, il y a de l'inflammation autour de l'ulcère, il n'est pas mauvais de soumettre cet ulcère à quelques séances journalières de pulvérisations phéniquées à l'aide de la marmite de Championnière.

M. Mauclaire nous a dit avoir de bons résultats par le simple pansement avec des compresses trempées dans du sérum (eau salée) servant en chirurgie pour les injections sous-cutanées.

Le traitement par les topiques et le repos absolu est long, c'est là un inconvénient.

Un autre reproche qu'on pourrait lui faire, c'est de ne modifier en rien les conditions de circulation au niveau de la jambe malade, ce qui naturellement rend la récidive à peu près certaine, pour peu que le malade reprenne ses occupations et se retrouve dans les mêmes conditions d'hygiène déplorable qu'au début des accidents.

Cette notion de la récidive doit en effet, pour nous, dominer la thérapeutique des ulcères variqueux. Ce n'est pas tout que de guérir l'ulcère, il faut mettre le malade à l'abri d'une rechute et ceci est d'autant plus important que nous avons toujours ou presque toujours affaire à des malades appartenant à la classe ouvrière, exerçant des métiers plus ou moins pénibles et vivant dans les conditions hygiéniques qui sont loin d'être l'idéal.

Sans vouloir récapituler les divers traitements des ulcères variqueux, disons qu'il n'en est pas un seul qui n'ait eu ses récidives, depuis la simple ligature ou la résection de la veine saphène, jusqu'à la greffe de Thiersch et la greffe italienne, en passant par les nombreuses interventions sur les nerfs (hersage, élongation) que l'on a préconisées dans ces dernières années.

Aussi, lorsque Moreschi est venu déclarer la faillite de ces méthodes et proclamer l'infaillibilité de la sienne, la chirurgie italienne s'en est émue et de tous côtés on s'est mis à pratiquer sa technique.

Nous avons vu plus haut que, dans la statistique que cet auteur apporte, le nombre des guérisons est égal à celui des cas et que, à l'en croire, ce serait là une méthode merveilleuse.

Malheureusement il faut en rabattre et nous sommes de l'avis de Citernesi, lorsqu'il dit que pour juger de la valeur de la méthode de Moreschi, il faut n'envisager que les cas où cette méthode seule a été employée. Eh bien! dans ces cas, qui sont au nombre de 22, appartenant à Tavecchi (8 cas), Pitzorno (5 cas), Ruini (4 cas), Mariani (3 cas) et Mugnai (2 cas), nous trouvons 9 récidives, ce qui fait un peu moins que la moitié.

Ce résultat n'est vraiment pas encourageant et, en somme, cette méthode ne paraît pas offrir sur tant d'autres la supériorité que son auteur semble lui accorder ; sans compter que rien ne dit que, dans les 12 cas portés sous la rubrique guérisons, il n'y aura, dans un délai plus ou moins long, une récidive.

Le tableau de Citernesi est assombri par un cas de mort entre les mains de Pitzorno et dû à une embolie pulmonaire.

Nous ne croyons pas devoir rendre la méthode responsable de cet accident, qui peut venir compliquer d'autres interventions.

En dehors de la récidive dont la proportion suffirait, non pas pour faire rejeter la méthode, que nous croyons bonne et indiquée dans certains cas, mais pour nous mettre en garde contre un enthousiasme facile, il y a les inconvénients de cette même méthode, sur lesquels Mariani a suffisamment insisté (œdème du pied existant encore plusieurs mois après l'opération, retard notable de la cicatrisation de l'incision inférieure, douleurs au niveau de la cicatrice sus-malléolaire, difficultés d'application de la méthode quand l'ulcère dépasse les malléoles, ce qui fait que, dans un cas, il a observé un sphacèle de la peau du cou-de-pied, suivi de la formation d'un tissu inodulaire qui bridait les tendons extenseurs et en empêchait le fonctionnement) et dont il s'est prévalu pour modifier la technique de Moreschi.

Il nous a donné ainsi un procédé opératoire que nous pouvons considérer comme sien, qui est moins compliqué et d'une exécution plus facile que son aîné.

Au lieu de faire deux incisions, l'une au-dessus et l'autre au-dessous de l'ulcère, il se contente de l'incision supérieure identique à celle de Moreschi.

Il a pu de la sorte, d'une part éviter les inconvénients de l'autre méthode, d'autre part arriver à d'excellents résultats, ce qui en somme constitue à nos yeux une supériorité. C'est là la doctrine intangible du moindre délabrement.

Au point de vue de l'anesthésie, il est inutile de dire que l'incision unique se prête plus facilement aux injections localisées de cocaïne. Mariani, qui préconise l'anesthésie locale sans qu'il semble y avoir eu recours, puisque, dans les trois observations que nous rapportons plus loin, il a employé le chloroforme, cherche à éviter les accidents possibles d'intoxication cocaïnique en appliquant à la racine du membre un lien constricteur. Cette précaution est inutile et nous déclarons qu'après l'injection de quinze à seize centigrammes de chlorhydrate de cocaïne, si la solution est à *un* pour cent et si le malade est *couché*, les accidents sont nuls ou à peu près et qu'il n'y a pas lieu de s'en préoccuper.

C'est au procédé de Mariani que l'on a eu recours dans le service de M. Reclus, avec cette différence qu'au lieu que *l'incision* porte à un ou deux centimètres au-dessus des limites de l'ulcère, elle *est tracée à la partie la plus élevée du mollet*, au niveau de la jarretière. Nous l'appellerions volontiers l'incision *en jarretière* ou *circonférentielle à distance*.

Cinq malades ont été opérés de cette façon. Ces malades, dont les observations sont brièvement rapportées à la fin de ce travail, ont été opérés : un au chloroforme, deux par la rachicocaïnisation, et deux à la cocaïne localisée.

Chez les deux premiers opérés, l'un par M. Duval, l'autre par M Kendirdjy, durant les dernières vacances, les résultats ont été merveilleux. La guérison est survenue en masse en quatre jours chez la première, en huit jours chez le second. Ce dernier était âgé de 72 ans et portait trois ulcères à la jambe malade. Chez les trois autres malades, le résultat a été peu satisfaisant. Pendant les premiers jours, la cicatrisation a semblé vouloir se faire assez rapidement de la périphérie vers le centre, puis elle s'est arrêtée et l'amélioration s'est continuée avec une lenteur désespérante, sans que la guérison se complétât.

Nous avons même pu voir ces jours derniers une malade qui avait quitté le service avec un ulcère réduit aux dimensions d'une pièce d'un franc, qui avait repris sa vie ordinaire et, chez laquelle, la perte de substance a repris à peu près son étendue première.

On voit donc qu'il n'y a peut-être pas lieu de partager sur la valeur de cette méthode l'enthousiasme des chirurgiens italiens et que le traitement radical et définitif de l'ulcère variqueux est encore à trouver.

Nous croyons cependant qu'on aurait tort d'identifier tous les cas et que, sous des apparences cliniques à peu près les mêmes, se cachent des cas qui, au point de vue de la pathogénie et du terrain morbide, sont totalement différents les uns des autres.

Il ne faut donc pas opposer indistinctement à tous les cas la même thérapeutique. Il faut, au contraire, agir avec un sage éclectisme et combattre chaque cas par tel moyen qui semblera opportun. Malheureusement les éléments d'appréciation manquent totalement dans l'étude des indications de ces diverses méthodes et il ne nous est pas défendu de supposer que si trois fois sur cinq l'incision circonférentielle de jambe a échoué, tandis que dans les deux autres cas elle a donné des succès inattendus, c'est que, dans les premiers, il y avait, inhérentes à l'ulcère et à l'individu, des raisons morbides qui ont échappé aux opérateurs et qui justifient l'échec.

L'avenir seul peut donc nous éclairer à ce sujet et, lorsqu'on aura expérimenté un très grand nombre de fois ce mode de cure, qui est d'une innocuité parfaite, peut-être saurons-nous en discerner les véritables indications.

OBSERVATIONS

du service de M. Reclus.

(Procédé de Mariani).

OBSERVATION I (*Bon résultat*). — Femme âgée de 37 ans, blanchisseuse, opérée par M. Duval, interne du service, pour un ulcère de la jambe droite, de l'étendue d'une paume de main.

On avait essayé sur cette plaie de tous les topiques.

Trois jours après l'opération, amélioration très sensible. *Guérison complète* le quatrième jour.

OBSERVATION II (*Bon résultat*). — Homme de 72 ans, porteur de trois ulcères à la jambe droite. Opération à la cocaïne localisée, le 20 septembre par M. Kendirdjy, interne du service.

Pansements des plaies à la gaze stérilisée.

Guérison totale et en masse en huit jours.

Le malade quitte l'hôpital le 30 septembre.

OBSERVATION III (*Résultat médiocre*). — Femme âgée de 50 ans, opérée par M. Kendirdjy.

Ulcère de la jambe droite, ayant près de 8 centimètres de hauteur sur 6 centimètres de largeur. Soignée pendant très longtemps avec divers topiques. Amélioration très réelle le dixième jour après l'opération. La malade quitte l'hôpital à ce moment avec un ulcère considérablement diminué, mais non entièrement guérie. Revue le 7 octobre, l'ulcération n'a pas changé. La malade a vaqué à ses occupations. C'est cette malade qui, comme nous l'avons dit dans le texte, est revenue ces temps derniers avec un ulcère ayant repris ses dimensions primitives.

Observation IV (*Résultat médiocre*). — Femme âgée de 45 ans, syphilitique, présentant à la jambe gauche un ulcère datant de quinze ans.

Tous les topiques ont été employés. Greffes de Thiersch, il y a trois ans, par M. Faure. Récidive il y a deux ans. Opération le 28 août par M. Kendirdjy ; amélioration réelle, mais pas très rapide. L'opération ayant été faite à la cocaïne lombaire, on en avait profité pour gratter l'ulcère.

Observation V (*Résultat médiocre*). — Blanchisseuse de 59 ans, n'ayant jamais eu d'autre affection que des varices qui ont débuté vers 37 ans, c'est-à-dire il y a 22 ans. Ses ulcères ont débuté il y a 8 ou 9 ans. A son entrée on observe des varices assez volumineuses à la face interne de chaque cuisse, des varicosités nombreuses aux jambes dont les faces cutanées internes surtout sont altérées et pigmentées.

A la jambe droite, en dedans, au-dessus de la malléole, volumineux ulcère d'environ 12 centimètres de longueur sur 6 centimètres de large, à fond sanieux, rougeâtre, avec traînées blanchâtres, à bords déchiquetés, policycliques, violacés.

En dehors, ulcère circulaire, policyclique, de l'étendue d'une pièce de cinq francs, situé à 9 centimètres au dessus de la malléole.

A la jambe gauche et en dedans, à deux travers de doigt au-dessus de la malléole, ulcère volumineux de 10 centimètres de long sur 7 de large à fond sanieux, creusé, rougeâtre avec traînées blanchâtres, plus profond qu'à droite, à bords déchiquetés, policycliques, violacés.

Quoique le siège de ces ulcères et leur aspect fasse songer à des ulcères mixtes, l'interrogatoire de la malade ne décèle aucune trace de spécificité. Néanmoins, depuis son entrée, elle est mise au traitement ioduré. Les ulcères sont traités par des applications de Vigo et elle est condamnée au repos horizontal.

Au bout de 17 jours, mieux considérable.

A la jambe droite, le petit ulcère externe n'atteint plus que les dimensions d'une pièce de deux francs. l'interne ne mesure que neuf à dix centimètres de long sur cinq et demi à six de large.

La malade est ensuite lavée trois fois à l'eau oxygénée et, pour hâter la cicatrisation, on se décide à opérer la jambe gauche.

Opération le 14 octobre 1900 par l'incision circulaire de Mariani. Cocaïnisation, seize seringues de Pravaz, c'est-à-dire vingt-deux centigrammes de cocaïne à un pour cent. Incision circulaire de la peau, du tissu cellulaire sous-cutané, des vaisseaux jusqu'à l'aponévrose, à trois travers de doigt au-dessous de l'extrémité inférieure de la rotule. Suture (23 points) cutanée aux crins. Pansement sec sur les sutures et l'ulcère. Ouaté compressif de l'extrémité du pied au genou. La malade dans son lit est placée, la jambe opérée élevée un peu au-dessus du plan du lit.

Les progrès de la réparation ont été lents.

La pommade ayant paru irriter quelque peu la plaie, il a été fait des pansements humides à l'eau stérilisée qui ont modifié rapidement la surface de l'ulcère.

Malheureusement lorsque la perte de substance atteignit une diminution de moitié, le processus de cicatrisation s'est arrêté net et la malade est encore aujourd'hui dans le service de M. Reclus.

Elle présente en outre un peu d'œdème de la jambe opérée.

Observation due à M. Mouchet.
Prise dans le service de M. Le Dentu.

Bon résultat opératoire par le *procédé de Mariani.*

Homme de 56 ans, journalier, maigre et athéromateux.

A eu une attaque de rhumatisme avec hydarthrose du genou en 1889.

A cette époque un ulcère variqueux a débuté à la jambe droite, qui, à trois ou quatre reprises différentes, s'est guéri par le repos et a récidivé.

Le malade entre le 6 décembre 1901 à l'hôpital Necker, salle Malgaigne.

La jambe gauche ne présente pas de varices superficielles.

A la jambe droite, et à sa face interne, on constate un ulcère de forme allongée suivant le grand axe du membre et terminé en haut et en bas par deux parties plus étroites de trois centimètres de long. chacune. La longueur totale de la perte de substance est de onze centimètres ; la largeur de trois centimètres.

Pansements à l'eau bouillie.

Le 10 décembre M. Le Dentu pratique l'incision circonférentielle en jarretière, jusqu'à l'aponévrose (toutes les veines sont liées, sauf la saphène externe).

Suture en surjet à soie fine. Pansement à la gaze iodoformée sur l'ulcère.

Le 12 décembre, le pansement est enlevé : suintement séreux abondant. Erythème iodoformé sur toute la jambe, s'arrêtant à deux doigts de la plaie opératoire qu'on ne découvre pas. *Epidermisation complète de la partie moyenne* la plus large, de l'ulcère, sur une longueur de 6 centimètres et une largeur de 3.

Il ne reste que les deux extrémités supérieure et inférieure, plus étroites, qui ne sont pas cicatrisées, mais dont l'aspect cependant est moins blafard et qui présentent de bons bourgeons. Pansement sec à l'oxyde de zinc, enlevé le lendemain et remplacé par un pansement humide (eau bouillie).

Le 15 décembre, nouveau pansement, à la gaze stérilisée, le prolongement étroit inférieur est epidermisé.

Le 18 décembre 1901 tout l'ulcère est cicatrisé.

Trois Observations de Mariani

Trois bons résultats.

I. — Homme âgé de 61 ans, facteur rural, avec plaies et varices multiples à la jambe gauche. Anesthésie chloroformique et opération le 3 mars 1900 par l'incision circulaire unique au-dessus de l'ulcère. Guérison rapide. Léger œdème du pied quand le malade s'est levé, qui a disparu au bout de quelques jours.

II. — Homme de 27 ans, commissionnaire. Ulcère et varices à la jambe gauche. Chloroformisation et opération le 7 juin 1900. Guérison complète et très rapide, se maintenant au bout de deux mois. Aucun incident post-opératoire.

III. — Femme âgée de 35 ans, aubergiste. Varices énormes à la jambe gauche et quelques ulcères. Tout le membre inférieur est de couleur violacée et présente des dilatations veineuses serpentines. Il est très douloureux. La femme est obèse. Elle a subi, il y a trois ans, à la jambe droite la cure radicale des varices, selon la méthode de Trendelenburg Madelung. Le résultat est bon. Opération le 27 août 1900. Guérison rapide et complète, sans œdème ni douleur. Le membre a repris son aspect normal.

Observation de M. Paul Delbet

Opération pour douleurs au niveau d'un ulcère cicatrisé.

M. K... Edouard, âgé de 43 ans, tonnelier, demeurant 41, rue de l'Union, à Aubervilliers, ne présente aucun antécédent héréditaire, digne d'être relaté. Il est d'une forte constitution, non chargé de graisse. Exposé par sa profession à de nombreuses contusions, il leur attribue l'origine de deux ulcères qu'il porte à la face interne des jambes.

Ces ulcères ont débuté il y a environ sept ans par de petites excoriations superficielles. Ils ont été soignés à diverses reprises par des topiques; mais. s'ils guérissent vite. ils récidivent avec une remarquable facilité.

Depuis sept à huit mois, ils sont devenus en outre, extrêmement *douloureux :* sensations de brûlures, de cuisson, qui lui rendent la vie très pénible et qui persistent bien que *ces ulcères soient cicatrisés.*

Aussi le malade va consulter à Saint-Louis, d'où on l'envoie à Necker le 24 octobre 1900.

A l'examen, il présente, sur la face interne de la jambe gauche.une plaque de 12 centimètres de long, sur8 centimètres de large, commençant à trois travers de doigt de la base des malléoles et s'étendant presque jusqu'à la partie supérieure du mollet. Cette plaque présente une teinte brun foncé. A son niveau, les téguments sont réduits à l'état de pellicule et il existe quelques débris épidermiques se soulevant aisément : les poils ont disparu. Cette plaque n'est pas ulcérée, elle est purement cicatricielle et cependant le malade souffre beaucoup. La sensibilité tactile est diminuée, la sensibilité thermique n'a pas été recherchée.

La veine saphène interne est dilatée et ses valvules sont insuffisantes. Mais il n'existe pas, en somme, de grosses varices, pas de douleur à la pression le long du sciatique.

Dans ces conditions M. Paul Delbet estime que l'état des veines passe au second plan et que le processus névritique doit être surtout invoqué pour expliquer l'état douloureux du membre.

Comme, d'autre part. il n'y a aucune modification dans le territoire du sciatique, il est évident que *ce sont surtout les nerfs cutanés* qu'il faut mettre en cause.

Dans ces conditions, l'opération de Moreschi paraît tout indiquée.

Ajoutons que la jambe droite présente des lésions analogues, moins accentuées et moins étendues.

Opération le 20 octobre. Incision circulaire avec encoches, ligature des veines, réunion avec crins pour les angles et agrafes de Martin pour la circonférence.

Le lendemain de l'opération les douleurs ont complètement disparu.

Réunion par première intention. Le malade sort le 25 pleinement satisfait, n'ayant plus aucune douleur, marchant plus facilement.

Après cette opération, toutefois, on ne peut savoir si l'ulcère a récidivé aussi facilement qu'il le faisait auparavant.

Observations de M. Mauclaire

Observation I (Inédite) (M. Mauclaire). — *Ulcère cariqueux traité : 1° par l'incision circulaire de Moreschi au niveau du mollet. 2° Par la circoncallation de l'ulcère. 3° Par la ligature en étages de la saphène.* (Bon résultat immédiat.)

Cuisinière âgée de 33 ans, entrée le 1er novembre salle Notre-Dame, à l'Hôtel-Dieu. Cette femme présente des varices depuis très longtemps.

C'est depuis un an qu'à droite et à gauche, à la face interne de la jambe, sont survenus des ulcères, qui ne présentèrent aucune tendance à la guérison.

Actuellement, à droite, l'ulcère est plus étendu qu'à gauche ; il a dix centimètres de hauteur sur 6 centimètres de largeur. Il est bleuâtre, à bords non taillés à pic ; sécrétion assez abondante. Altérations cutanées au pourtour.

Varices sur le trajet de la saphène interne. Varices profondes.

A gauche, symétriquement, existent quatre petites ulcérations de la largeur d'une pièce de deux francs et qui ont une tendance à se rejoindre. Varices de la saphène interne.

Le 11 novembre : traitement opératoire de l'ulcère le plus étendu. Incision circulaire de Moreschi au niveau du mollet.

Circonvallation de l'ulcère. Ligatures étagées de la saphène interne.

Les ulcères du côté opposé sont traités par de simples pansements, pour faire la comparaison.

Très rapidement, l'ulcère s'améliore.

Un mois après (15 décembre), c'est à peine si, au centre de l'ancien ulcère, il existe encore une exulcération.

Du côté opposé, par le repos au lit, les ulcérations se sont cicatrisées.

En somme, il faudra revoir ultérieurement cette malade pour savoir si la récidive du côté opéré survient et dans quelle étendue, par rapport à l'ulcère qui a été traité par le simple repos au lit.

Observation II (inédite) (Mauclaire et Godineau). — *Ulcère variqueux traité : 1° par l'incision circonférentielle de Moreschi au niveau du mollet. 2° Par la circonvallation. 3° Par la ligature en étages de la saphène interne. (Bon résultat).*

Femme âgée de 59 ans, entre à l'hôpital Necker, salle Lenoir, le 29 août 1901 pour un ulcère variqueux de la jambe gauche. Cet ulcère date de quelques années.

Actuellement, il présente une hauteur de 10 centimètres et une largeur de 7 à 8 centimètres environ. Il est donc ovalaire, à grand axe vertical et répond à l'union du quart inférieur avec les trois quarts supérieurs de la jambe. Lésions classiques de la peau au pourtour de l'ulcère. Les veines saphènes externe et interne portent des dilatations variqueuses. On note les troubles fonctionnels caractéristiques des varices profondes (crampes, œdème, etc.).

De par sa profession, la malade est toujours obligée de se tenir debout dans la journée.

M. Mauclaire fait pratiquer l'opération par M. Godineau, interne du service.

1° Incision circonférentielle de la peau et du tissu cellulaire sous-cutané jusqu'à l'aponévrose et au niveau de la jarretière;

2° Sections et ligatures de la saphène interne au-dessus du genou et à son embouchure;

3° Circonvallation de l'ulcère.

Dès les jours suivants, l'amélioration de l'ulcère est très grande.

Deux mois après la guérison est complète.

Deux mois après, la malade est revue; la guérison est maintenue.

Observation III (inédite) (M. Mauclaire). — *Ulcère cicatriciel et trophique de la région du mollet à la suite d'une blessure. Pas d'amélioration malgré le repos au lit et les pansements. Incision de Moreschi, ligature des saphènes et circonvallation de l'ulcère. (Résultat médiocre).*

Homme de 51 ans. Entre le 22 juillet à l'hôpital Necker, dans la salle Malgaigne pour un ulcère de la face postérieure de la jambe au niveau du mollet. Cette ulcération s'était produite sur une cicatrice consécutive à une blessure reçue en 1870, blessure qui avait été très longue à guérir.

Actuellement l'ulcération, reparue depuis plusieurs mois, n'a aucune tendance à guérir, malgré le repos au lit et les pansements aseptiques.

Elle est rougeâtre, à bords taillés assez à pic. Au pourtour, la peau est cicatricielle, peu sensible. L'ulcère n'est pas douloureux. Quelques varices sur le trajet de la saphène interne. Pas de syphilis. On propose au malade le traitement opératoire de l'ulcère.

Le 22 août, nous pratiquons: 1° l'incision circonférentielle de Moreschi au niveau du mollet : 2° la circonvallation de l'ulcère ; 3° la ligature en étages de la saphène interne.

Les jours suivants, l'ulcération parut plutôt s'agrandir ; puis elle revint à ses dimensions premières. Peu à peu, par le repos au lit, la cicatrisation survint très lentement. Le résultat de l'opération peut donc être regardé comme médiocre, sinon nul.

Observation (inédite) (M. Mauclaire). (*Bon résultat*. — *Ulcère variqueux traité par l'incision circulaire de Moreschi.*

Homme de 56 ans, entré à l'hôpital Necker, salle Malgaigne, le 16 juillet 1901.

Il exerce la profession de marchand de paniers.

Histoire de la maladie : Dès l'âge de 25 à 30 ans, varices des deux jambes, peu volumineuses. Il était alors démolisseur et obligé de porter des bas varices.

Vers 1875, un petit furoncle apparaissant au tiers inférieur et interne de la jambe droite ; le prurit était intense. Le malade se gratta, l'épiderme fut enlevé et un ulcère se constitua peu à peu. La perte de substance fut peu considérable, l'impotence fonctionnelle fut nulle et la gène, peu grande. Des pansements humides vinrent à bout de l'ulcère en un an.

Deux ans après, un second ulcère, identique au premier comme siège et comme évolution, mais cependant plus étendu, apparut et guérit grâce aux pansements boriqués.

Quatre ans plus tard, nouvel ulcère vers 1892, qui disparut dans les premiers mois de 1893.

Nouvelle récidive en 1896. Depuis, jamais l'ulcère ne s'est cicatrisé.

Il est de dimensions considérables, la gène devient grande, quoique la plaie ne soit pas fort douloureuse. La malade entre à l'Hôtel-Dieu, où l'on tente, en août 1900, de lui faire des greffes de Thiersch : Ce mode de traitement échoue.

Le 16 juillet 1901, le malade entre à Necker.

Examen : Ulcère considérable occupant les deux tiers inférieurs de la jambe droite. Les bords sont taillés à pic, déchiquetés dans leur contour ; ils ne sont pas le siège d'une inflammation considérable. Le fond est grisâtre avec des saillies ecchymotiques et des dépressions pleines d'une matière pultacée. Cette surface est baignée d'une substance ichoreuse, peu abondante et dégageant une odeur nauséabonde.

L'épiderme environnant est épaissi. Sa surface est glabre sur 1 ou 2 centimètres de large. Plus loin les poils sont hypertrophiés. Les téguments sont gris bleuâtre et semblent avoir perdu leur élasticité. Les ongles des orteils sont rugueux. Le pourtour de l'ulcère n'est pas le siège de troubles de la thermosensibilité. La diaphyse tibiale parait augmentée de volume. Il y a engorgement des ganglions inguinaux externes correspondants, mais ils sont indolents. Un peu d'œdème du pied.

Le membre inférieur gauche est le siège de varices peu développées ; les téguments en sont pigmentés et brunâtres. L'état général du sujet est bon. Un peu d'emphysème pulmonaire. Un peu de sclérose artérielle. Pas d'antécédents syphilitiques.

19 juillet. — Rachicocaïnisation. Incision circulaire à un travers de doigt au-dessus de l'ulcère. Celui-ci est détergé à la curette. Pansement iodoformé.

5 août. — Liséré cicatriciel apparait. L'ulcère se comble fort vite.

Vers la fin d'août, élévation de température due à une poussée de lymphangite.

Le 28 octobre le malade sort de l'hôpital avec son ulcère complètement cicatrisé.

CONCLUSIONS

1° L'ulcère variqueux est la conséquence d'un trouble trophique dépendant des systèmes nerveux et circulatoire ; il est donc rationnel de s'adresser à l'un et à l'autre de ces deux systèmes.

2° L'incision circonférentielle de jambe, faite suivant la méthode de Moreschi ou suivant la modification de Mariani, par la section de la peau et du tissu cellulaire sous-cutané, ne présente que des inconvénients minimes, que l'on ne saurait opposer au résultat thérapeutique lorsque celui-ci est satisfaisant.

3° L'incision circonférentielle de jambe, surtout lorsqu'elle est haut située (jarretière), modifie les conditions de circulation et d'innervation de tout le segment de membre sous-jacent et, par conséquent, influe sur la totalité des lésions, quels qu'en soient le nombre et l'étendue.

4° La section des nerfs saphènes, interne et externe, ne présente aucun inconvénient : le maintien de la sensibilité est assuré par les nerfs perforants.

5° On sectionne toutes les veines, empêchant la colonne sanguine de peser de tout son poids sur les capillaires de la jambe si la saphène est insuffisante. Ainsi l'on ne s'expose pas au résultat nul que donnerait la seule résection de la saphène interne dans les cas, assez fréquents, où il existe plusieurs troncs veineux, ou encore dans ceux où la saphène reçoit assez haut dans la cuisse une branche collatérale importante.

6° On transforme, comme le fait la seule résection de la saphène interne, des varices à grande tension en varices à faible tension, c'est-à-dire des varices mal tolérées en varices bien tolérées, ce qui est fort beau.

7° On réalise une névrotomie des filets nerveux se rendant à l'ulcère, ce qui donne satisfaction à la théorie nerveuse et supprime les douleurs quand elles existent.

8° Des faits en plus grand nombre et suivis plus longuement sont nécessaires pour juger définitivement cette sorte d'intervention, du moins avantageuse dans ses résultats immédiats, et pour se prononcer en faveur de tel procédé particulier ou de l'association de plusieurs d'entre eux, selon les indications qu'ils nous apprendront à connaître.

BIBLIOGRAPHIE

A. CHIPAULT. — Travaux de Neurologie chirurgicale, IVe année (Du trait. des ulcères variqueux par l'élongation des nerfs).

P. BERGER. — France médicale. Paris. 1875. XXII, p. 329. Du trait. des ulcères de jambe par l'incision circonférentielle.

BRUEN (E. T.). — Phila. M. Times (1873 74). On the treatment of ulcers of the legs by circumcision.

CAILLETON. — Th., Paris, 1900-1901.

CITERNESI. — Clinica chirurgica, mai 1901.

DELBET PIERRE. — Leçons de clinique chirurgicale, 1899.

DELBET PAUL. — Travaux de neurologie chirurgicale, IVe année (traitement des varices et en particulier des ulcères variqueux par la dissociation fasciculaire du sciatique).

— Contribution à l'étude du trait. des ulcères variqueux. Presse médicale, 13 octobre 1900.

— Société de Biologie, 21 avril 1899.

DELORE. — Congrès français de Chirurgie. Lyon, 1891, p. 420.

DOLBEAU. — In th. Lafaye, 1875.

FAURE. — Cité par Rochard, in Dic. Dechambre. art. ulcère.

GIORDANO. — Clinica chirurgica. 1900.

HOGDEN. — Cité par Gilson in Dic. de méd. et de chir. pratiques. Art. Ulcère.

Laurens. — Th., Paris, 1899-1900.

Mauclaire. — Journal de l'Association médicale mutuelle. Décembre 1901. Diagnostic des ulcères variqueux. De leur traitement par les incisions circonférentielles du membre, la circonvallation de l'ulcère et la ligature en étages de la saphène interne.

Martinot. — Thèse, Paris, 1899-1900.

Moreschi. — Cure radicale des varices et des ulcères variqueux. Clinica chirurgica. 1899, p. 89.

Mariani. — De l'incision circul. uniq. pour la cure radicale des varices et des plaies variq. des membres inférieurs. Gazetta degli ospedali, nov. 1900, p. 1481.

Nusbaum. — Cité par Lafaye. Th., 1875.

Pitzorno. — Clinica chirurgica. Année VII, nº 5.

Quénu. — Revue de chirurgie. 1882. (Etude sur la pathogénie des ulcères variqueux.)

— Société de Chirurgie, 1888.

— Traité de chir. Duplay et Reclus. Art. varices.

Reclus. — Traité de chir. Duplay et Reclus. Art. ulcère.

— Des hyperostoses consécutives aux ulcères rebelles de jambe. Paris, 1879.

Rémy. — Traité des varices des membres inférieurs et de leur traitement chirurgical. 1901. Vigot frères éditeurs.

Rumi. — Revista veneta delle Sc. M., avril 1890.

Séjournet. — Th. Paris, 1877.

Silvy. — Th. Paris, 1900.

Taveggi. — Gazetta degli ospedali. Mars 1900, p. 298.

Trendelenburg. — Beitrage zur. Klin. Chir. VII. 1, 1890.

Vince. — Annales de la Société belge de chirurgie, 1900, p. 219.

Vaugleste. — Th. Paris, 1894.

IMPRIMERIE F. DEVERDUN, BUZANÇAIS (INDRE).

www.ingramcontent.com/pod-product-compliance
Ingram Content Group UK Ltd.
Pitfield, Milton Keynes, MK11 3LW, UK
UKHW021132230726
13926UKWH00002B/759